# Dieta per l'Artrite In italiano/ Diet for Arthritis In Italian:

*Dieta Antinfiammatoria per Alleviare il Dolore da Artrite*

# Indice

Capitolo 1: Introduzione ............................................................. 5

Capitolo 2: Cosa Sono l'Artrite e l'Infiammazione? ............. 8

Capitolo 3: Le Cause dell'Artrite ............................................. 14

Capitolo 4: Capire l'Infiammazione e l'Artrite ..................... 18

Capitolo 5: Come Gestire il Dolore da Artrite ...................... 21

Capitolo 6: Abitudini Alimentari Sane .................................. 27

Capitolo 7: Bevande e Frullati che Riducono ....................... 51

Conclusione ................................................................................. 60

© Copyright 2018 di Charlie Mason - Tutti i diritti riservati.

Il seguente Libro è riprodotto qui di seguito con l'obiettivo di fornire informazioni il più possibile accurate e affidabili. Indipendentemente da ciò, l'acquisto di questo libro può essere visto come un consenso al fatto che sia l'editore che l'autore di questo libro non sono in alcun modo esperti sugli argomenti discussi all'interno e che eventuali raccomandazioni o suggerimenti che vengono fatti qui sono solo a scopo di intrattenimento. I professionisti devono essere consultati, se necessario, prima di intraprendere qualsiasi azione qui approvata.

La presente dichiarazione è ritenuta equa e valida sia dall'American Bar Association che dal Comitato dell'Associazione degli editori ed è giuridicamente vincolante in tutti gli Stati Uniti.

Inoltre, la trasmissione, la duplicazione o la riproduzione di una qualsiasi delle seguenti opere, incluse informazioni specifiche, sarà considerata un atto illegale, indipendentemente dal fatto che sia effettuata elettronicamente o su carta. Ciò si estende alla creazione di una copia secondaria o terziaria dell'opera o di una copia registrata ed è consentita solo con l'espresso consenso scritto dell'Editore. Tutti i diritti aggiuntivi sono riservati.

Le informazioni contenute nelle pagine seguenti sono considerate, in linea di massima, un resoconto veritiero e accurato dei fatti e, in quanto tali, qualsiasi disattenzione, uso o abuso delle informazioni in questione da parte del lettore renderà qualsiasi azione risultante esclusivamente di loro competenza. Non esistono scenari in cui l'editore o l'autore originale di quest'opera possa essere in alcun modo ritenuto responsabile per eventuali disagi o danni che potrebbero verificarsi dopo aver intrapreso le informazioni qui descritte.

Inoltre, le informazioni contenute nelle pagine seguenti sono da intendersi solo a scopo informativo e vanno quindi considerate come universali. Come si addice alla sua natura, viene presentato senza garanzie sulla sua validità prolungata o sulla sua qualità provvisoria. I marchi menzionati sono fatti senza il consenso scritto e non possono in alcun modo essere considerati un'approvazione da parte del titolare del marchio.

## Capitolo 1: Introduzione

Congratulazioni per aver acquistato la *dieta per l'artrite* e grazie per averlo fatto.

Se avete acquistato questo libro, è possibile che voi o una persona cara abbiate sintomi di artrite e dolori articolari. Forse avete anche un'infiammazione e vi è stata diagnosticata una malattia infiammatoria. Se le cose stanno così, possiamo capire quanto sia difficile per voi, e siamo solidali con voi. Questo libro è una grande lettura introduttiva per conoscere i sintomi dei dolori articolari e dell'artrite, così come il modo in cui l'infiammazione colpisce il corpo. Spiega queste condizioni in modo da poterle familiarizzare e riconoscere facilmente i sintomi che potrebbero affliggervi. Che si tratti di dolore, rigidità delle articolazioni o di una funzione motoria limitata, l'artrite può colpire ogni individuo in modo diverso. Può essere difficile cercare di capire come aggirare il dolore poiché la vostra normale routine quotidiana viene interrotta. Che siate anziani o meno, l'artrite può richiedere un cambiamento nello stile di vita, magari limitando le attività che una volta facevate regolarmente e ostacolando uno stile di vita attivo.

Questo libro toccherà anche le possibili cause dell'artrite. Sebbene ci siano alcune ricerche per dimostrare che l'artrite reumatoide può essere genetica e collegata a determinati geni, non tutti i tipi di artrite si verificano in questo modo. Se qualcuno nella vostra famiglia, come i vostri genitori o fratelli, ha l'artrite, è più probabile che anche voi abbiate la malattia. Ma l'artrite stessa può manifestarsi in molti modi a seconda dello stile di vita che state vivendo. Le persone che svolgono lavori estremamente fisici come atleti professionisti o stuntman possono sviluppare artrite in giovane età a causa degli impatti sul loro corpo. Anche le persone che svolgono lavori di lavoro manuale e ripetono costantemente gli stessi gesti o movimenti durante la giornata lavorativa possono avere l'artrite in quelle articolazioni. Insieme allo stile di vita, anche la vostra storia medica gioca un ruolo. Se si sono avute precedenti lesioni ossee, anche con il giusto trattamento e il tempo di guarigione, è possibile che l'osso e la cartilagine non si siano riparati bene. In effetti, è impossibile che la riparazione sia mai come prima e qualsiasi frattura o minuscola rientranza può rendere l'osso vulnerabile a rotture future. Anche le persone che hanno combattuto con infezioni virali o batteriche, come la meningite o le infezioni da stafilococco, sono vulnerabili a causa delle loro ossa indebolite e più fragili. A causa di ciò, potrebbero trovarsi afflitti da dolori articolari e artrite all'inizio della loro vita.

Quando si tratta di artrite e infiammazione, probabilmente vi state chiedendo cosa si può fare per guarire questi dolori. In parte è un degrado naturale del corpo, ma ci sono molte opzioni di trattamento che possono funzionare per alleviare il disagio. I farmaci hanno fatto passi da gigante. Che si tratti di prendere semplicemente il contatore dei farmaci da banco o di narcotici più forti, è importante che prima si sottoponga a un esame medico e che parli con il suo medico di base della sua cura individuale del dolore. Esistono anche terapie personalizzate a cui potete partecipare regolarmente. Sia che partecipiate a una terapia tradizionale, alla terapia in acqua o a un corso di ginnastica, è importante che l'esercizio fisico e uno stile di vita attivo diventino parte della vostra vita, in modo che le vostre articolazioni non diventino ancora più fragili per mancanza d'uso.

Questo libro tocca i cambiamenti che si possono fare alla vostra dieta per ridurre il vostro dolore artrite e o infiammazione. La ricerca indica fortemente che avere una dieta equilibrata ricca di una varietà di cibi è più salutare per le persone che combattono l'artrite. Più varietà si consuma, più si stanno ingerendo naturalmente diverse vitamine e minerali di cui il corpo può essere carente. Il più delle volte, il corpo elabora queste sostanze nutritive molto meglio come alimento invece di integratori vitaminici da banco! Prendere una pillola potrebbe sembrare più facile, ma aggiungere una vitamina o un nutriente ai tuoi pasti potrebbe darti i migliori benefici.

È importante includere frutta, verdura, latticini e cereali nella dieta. Ogni gruppo di cibo fornisce una varietà di vitamine e fibre per rafforzare le ossa. Quando si tratta di adattare la dieta, è anche necessario eliminare gli snack trasformati zuccherini e salati. Invece, provate ad aggiungere snack sani alla vostra dieta come fagioli, noci o yogurt. È stato dimostrato che sono tutti molto sazianti e possono anche aiutare se state cercando di perdere peso. Lo yogurt è anche considerato un superalimento perché contiene così tanti probiotici che possono aiutare la vostra digestione! Forniamo anche più di una dozzina di deliziose ricette di frullati che consistono solo di ingredienti sani che combattono contro l'infiammazione. Questi dolcetti sono così deliziosi che non ricorderete nemmeno tutti i benefici per la salute ad essi associati! È semplice come raccogliere gli ingredienti e far pulsare il frullatore per alcuni minuti!

Ci auguriamo che questo libro vi sia utile e che risponda alle vostre domande su una dieta sana per ridurre i sintomi dell'artrite e dell'infiammazione. Grazie per averci letto!

## Capitolo 2: Cosa Sono l'Artrite e l'Infiammazione?

Se soffrite di artrite e di infiammazione delle articolazioni, molto probabilmente conoscete già i termini e i concetti chiave che stanno alla base. Per altri lettori, questo capitolo fornirà un'introduzione a quali sono esattamente queste condizioni.

L'infiammazione è una parte necessaria del processo di guarigione del corpo. Si può ricordare dalla biologia della scuola superiore che i globuli bianchi del corpo e le cellule del sistema immunitario lavorano nel sistema immunitario per combattere i batteri e le infezioni per noi. L'infiammazione si verifica naturalmente quando il corpo sta combattendo l'infezione. Ma con alcune malattie, il sistema immunitario del corpo innesca una risposta infiammatoria anche quando non ci sono infezioni contro cui combattere. Queste malattie sono chiamate collettivamente malattie autoimmuni e possono essere molto dannose. Poiché il corpo si gira erroneamente su se stesso e combatte contro i tessuti normali e sani, può danneggiare notevolmente il sistema di una persona se non adeguatamente diagnosticato e trattato.

L'artrite è un termine comunemente riferito all'infiammazione delle articolazioni o dei tessuti che suonano le articolazioni del corpo. L'artrite stessa si riferisce a quasi 200 condizioni nello spettro medico. I tipi di artrite più comunemente noti sono l'artrite reumatoide (RA), l'osteoartrite, la fibromialgia o il lupus. I sintomi comuni dell'artrite possono comportare rigidità, gonfiore o dolore alle articolazioni o intorno alle articolazioni, ma alcune forme di artrite, come il lupus, possono colpire gli organi del corpo e devastare il corpo nel suo insieme. Secondo i

Centri per il controllo e la prevenzione delle malattie (CDC), più di 50 milioni di americani hanno una qualche forma di artrite. Sebbene questa condizione sia comunemente associata agli anziani, può colpire persone di tutte le età, anche i bambini piccoli, a seconda del disturbo che potrebbero essere stati diagnosticati.

L'artrite può essere una serie di sintomi e differisce da come colpisce una singola persona nelle sue attività quotidiane. Alcune persone possono provare un forte dolore alle articolazioni e sentire che la loro routine è gravemente compromessa, limitando i loro movimenti e le loro attività. Un'artrite grave può rendere persino difficile sollevare braccia e gambe. Coloro che hanno sintomi limitati possono essere in grado di combattere oltre il dolore alle nocche o il gonfiore che sentono. Ci può essere una ridotta gamma di movimento più si sviluppa l'artrite, insieme a sintomi di dolore, gonfiore e arrossamento delle articolazioni.

L'artrite reumatoide è classificata come una malattia autoimmune, ovvero una malattia in cui il corpo si gira su se stesso e attacca i propri tessuti. Il sistema immunitario del corpo attacca la capsula articolare, che è una membrana dura che copre e protegge tutte le articolazioni del nostro corpo. Il rivestimento si infiamma durante l'attacco e una persona sperimenterà i sintomi comuni di gonfiore e dolore alle articolazioni. Questa malattia è complessa da diagnosticare perché può iniziare in modo così innocente con solo un leggero dolore o gonfiore alle mani o ai polsi. Potremmo spacciarlo per il solito tipo di dolori. Ma l'artrite reumatoide è una malattia progressiva. Se la malattia progredisce senza trattamento, il corpo può persino distruggere la cartilagine e l'osso all'interno dell'articolazione. L'infiammazione può diffondersi ad altre parti del corpo e causare una grave disabilità. Se i primi sintomi si notano e sembrano peggiorare progressivamente, un medico eseguirà gli esami e i test necessari per determinare se e quanto gravemente le articolazioni sono state erose. Questo tipo di artrite sembra funzionare nelle famiglie e la ricerca ha scoperto che è legato a due marcatori genetici. Anche il fumo sembra esacerbare questa artrite. Anche fattori ambientali come l'obesità, gli eventi stressanti e l'esposizione a virus o batteri possono indurre un individuo a sviluppare artrite reumatoide.

L'artrite idiopatica giovanile è un tipo di artrite reumatoide che colpisce i bambini. Secondo i dati del censimento del 2015, quasi 1 bambino su 2.000 ha questa malattia. Se un paziente è stato diagnosticato prima dei 16 anni, viene conteggiato come artrite giovanile. A causa della giovane età, questa malattia può essere ancora più difficile da identificare nei giovani adulti, quindi i medici possono esaminare la loro storia medica per vedere se hanno combattuto altre malattie o infezioni. I pazienti affetti da cancro giovanile tenderanno ad avere questa artrite a causa della debolezza delle loro ossa. Quasi il 10% dei pazienti con artrite giovanile sono sistemici che colpiscono l'intero corpo con sintomi come febbre, zoppia e gonfiore e rigidità delle articolazioni.

L'osteoartrosi è la forma degenerativa più comune di artrite soprattutto negli anziani. Secondo i Centri per il controllo e la prevenzione delle malattie, più di 30 milioni di americani sono affetti da questa malattia. Questo tipo di artrite non ha l'infiammazione come un ruolo importante in esso. Nemmeno i tipi di artrite come la fibromialgia o il dolore muscolare comune alla schiena o al collo. Ma l'artrite reumatoide, la gotta e il lupus sono tutte malattie da artrite associate all'infiammazione delle articolazioni. Ciò significa che l'infiammazione delle articolazioni non rimane localizzata e invece può danneggiare altre articolazioni o l'osso sottostante, anche accendendo i muscoli del corpo e altri organi.

Sebbene l'artrite infantile non sia così comune, l'artrite giovanile può ancora verificarsi soprattutto nei bambini che sono stati esposti a infezioni batteriche o virali. Tendono a mostrare i sintomi molto prima a causa di queste infezioni e potrebbero aver subito danni permanenti alle articolazioni. Purtroppo, non esiste una cura, ma se presi e trattati precocemente, i sintomi possono essere gestiti e contenuti attraverso farmaci e terapia. Se i sintomi si notano e non migliorano, è importante che un medico esegua un esame medico completo per valutare eventuali danni e degrado alle articolazioni.

L'infiammazione è un processo naturale del corpo che si verifica per combattere malattie, infezioni o agenti patogeni che stanno cercando di attaccare il corpo. Il sistema immunitario si prepara per un attacco a qualsiasi cellula invasiva e il corpo utilizza l'infiammazione per combattere qualsiasi sostanza chimica o irritante. L'infiammazione acuta, o infiammazione solo temporanea, è normale e un segno di un corpo sano che reagisce. Per esempio, se vi siete tagliati il dito, potreste sentire una sensazione di gonfiore, e la zona appare rossa e gonfio. Questo è un segno che il vostro corpo sta inviando cellule in overdrive per curare la ferita. Ma quando l'infiammazione inizia a manifestarsi senza alcuna infezione o ferita, è un segno che il corpo riceve segnali contrastanti. L'infiammazione cronica che si verifica per un lungo periodo di tempo può persino danneggiare gli organi interni se non trattata. Esistono diverse malattie infiammatorie che possono colpire il cuore (miocardite), i reni (nefrite), gli occhi (irite) e persino i muscoli e i vasi sanguigni (vasculite). Può verificarsi in più siti e può essere tragico se preso troppo tardi. Anche l'infiammazione dei polmoni è molto grave e può portare a condizioni come l'asma e la bronchite. Quando i polmoni si infiammano, le vie aeree si restringono e la respirazione diventa più difficile. Immaginate di aver appena finito di correre o di allenarvi e di avere il fiato sospeso. Con l'infiammazione dei polmoni, la respirazione dei pazienti può diventare così agitata senza nemmeno allenarsi o sforzarsi.

I sintomi dell'artrite infiammatoria non si verificano solo a livello delle articolazioni. I pazienti possono manifestare altri sintomi importanti ed è importante che vengano diagnosticati il prima possibile. Insieme al dolore alle articolazioni, potrebbero esserci altri dolori corporei e stanchezza costante mentre il corpo cerca di combattere l'infiammazione. I trattamenti prevedono una combinazione di esercizio fisico e farmaci per aiutare i pazienti a ridurre il dolore che sta influenzando le loro vite. La gotta e il lupus sono due forme comuni di malattia infiammatoria. Il lupus può colpire così tante parti del corpo come i polsi, le ginocchia e le mani.

L'artrite infiammatoria può essere particolarmente debilitante perché colpisce così tante parti del corpo. Insieme al dolore fisico, una persona può sperimentare stress psicologico mentre affronta i suoi sintomi e la mancanza di controllo del corpo. Le persone nella forza lavoro potrebbero dover lasciare il lavoro a causa del dolore e andare in disabilità. È importante che, insieme alla medicina e alla terapia fisica, i pazienti abbiano anche accesso alle risorse per la salute mentale mentre si adattano ai cambiamenti della loro vita. Spesso malattie gravi legate all'infiammazione e all'artrite possono causare depressione, disturbi dell'umore o insonnia. Uno studio del 2015 pubblicato su JAMA Psychiatry ha rilevato che il paziente con depressione aveva più del 30% di infiammazione cerebrale. L'istruzione sulla malattia e la consulenza di un terapista autorizzato sono risorse spesso prescritte dallo studio del medico. È anche utile avere un buon sistema di supporto per aiutare ad apportare modifiche allo stile di vita e mantenere i pazienti ottimisti e positivi.

La cosa importante da rendersi conto di avere e convivere con l'artrite è che l'intero stile di vita deve adattarsi alla malattia. Mentre si sta adattando il proprio stile di vita per far fronte al dolore e alla rigidità delle articolazioni, si dovrebbero prendere misure positive per mantenere l'attività e le sane abitudini alimentari per combattere i sintomi.

È stato dimostrato che un esercizio moderato è utile nella gestione del dolore. Perdere peso potrebbe anche essere qualcosa che il vostro medico consiglia se state portando chili in più che stanno mettendo sotto stress le vostre articolazioni. È anche importante seguire una dieta sana composta da molta frutta e verdura fresca. Questo libro fornirà informazioni su quali alimenti possono aiutare a combattere i sintomi di artrite e infiammazione. Se siete riusciti a eliminare dalla vostra dieta gli snack salati o zuccherati, possiamo fornirvi alcune grandi idee su cosa iniziare a mangiare invece, come noci e granola. Anche l'aggiunta di alcuni semplici ingredienti alle fasi di preparazione del cibo come lo zenzero, l'aglio, la curcuma in polvere e l'uso di olio extravergine di oliva può aiutarvi a ottenere le proprietà benefiche che questi alimenti offrono.

## Capitolo 3: Le Cause dell'Artrite

Ci sono molti fattori di rischio associati all'artrite. Alcuni tipi di artrite si verificano nelle famiglie e potete avere maggiori probabilità di sviluppare l'artrite se anche i vostri genitori o fratelli ne hanno. La ricerca sull'artrite reumatoide ha scoperto che è collegata a marcatori genetici chiamati HLA-B27 e HLA-DR4. Uno studio sugli antigeni HLA in 105 pazienti caucasici americani non imparentati con artrite reumatoide ha rilevato che HLA-DR4 è stato osservato nel 71% dei casi che mostravano una tendenza familiare di artrite reumatoide. È stato riscontrato anche nel 63% dei casi non familiari. Ciò è correlato con un altro esperimento simile condotto su pazienti scandinavi in Finlandia che ha riscontrato anche alte frequenze di DR2, DR3 e DR4 nei pazienti con artrite. Questi studi hanno permesso alla comunità scientifica di affermare che l'insorgenza familiare di artrite reumatoide potrebbe risiedere in questi geni. Se un parente si è presentato con la condizione, è molto più probabile che si ripresenti nell'albero genealogico.

Altri tipi di artrite sembrano essere meno influenzati dalla genetica e possono essere il risultato di altri fattori. L'età avanzata è il segno più comune per i pazienti con artrite perché la cartilagine del corpo umano diventa naturalmente più fragile con l'avanzare dell'età. Più invecchiamo, più difficile è per il nostro corpo ripararsi. L'osteoartrite è nota come la comune "usura" delle articolazioni del corpo e si verifica principalmente in individui di età compresa tra 40 e 60 anni. A seconda di altri fattori di rischio e delle scelte di vita, può anche manifestarsi prima. Le donne hanno maggiori probabilità degli uomini di sviluppare l'artrosi anche se la ricerca non è chiara perché sia così. Altre malattie autoimmuni, come la gotta, tendono ad aumentare nei maschi.

L'obesità è anche un fattore ad alto rischio quando si tratta di sviluppare l'artrite. Coloro che soffrono di obesità stanno portando il peso in eccesso per le loro articolazioni da gestire, e questo aggiunge stress alle articolazioni portanti, come ginocchia, colonna vertebrale e fianchi. Il peso extra influisce notevolmente sulle articolazioni in quelle aree e l'infiammazione che si verifica può logorare gradualmente i tessuti articolari. La ricerca afferma che per ogni chilo di peso in più guadagnato, le ginocchia guadagnano tre libbre di stress! Quando si tratta di fianchi, il rapporto diventa da mezzo chilo a sei volte la pressione sulle articolazioni dell'anca! I tessuti adiposi possono anche produrre proteine che causano infiammazione intorno alle articolazioni. Le persone che hanno grasso corporeo in eccesso possono trovarsi a lottare con dolore e tenerezza alle articolazioni molto prima di qualcuno che non è obeso. La cartilagine alla giunzione delle articolazioni inizia a rompersi molto prima a causa del peso in eccesso che è diventato un peso per il vostro corpo. Ecco perché una delle prime cose che un medico prescriverà a un paziente in sovrappeso che mostra segni di artrite è la perdita di peso. L'implementazione di uno stile di vita sano che promuove la perdita di peso a volte può aiutare le persone a ridurre i sintomi dell'artrite. Potrebbero notare una differenza nei loro sintomi e più sollievo rispetto a prima che avessero i chili in più.

Ulteriori fattori di rischio per ottenere l'artrite includono lesioni precedenti o aver avuto infezioni durante un certo punto della vostra vita. Quando un'articolazione è stata precedentemente rotta, può ripararsi in modo non uniforme nonostante la ferita sembra essere guarita. Ciò è particolarmente vero per le aree sensibili come il polso e l'articolazione del ginocchio. Le lesioni ossee precedenti possono avere un impatto sulla complessa struttura dell'osso e della cartilagine, quindi non reagisce allo stesso modo di fronte a compressione o impatto. Potreste aver sentito storie di qualcuno che si è rotto il polso e poi molti anni dopo a causa di una caduta o di un incidente d'auto, rompendolo di nuovo nello stesso punto. Ciò è dovuto al fatto che il punto della ferita diventa più vulnerabile dopo che è stato guarito. Non può resistere a un secondo punto di impatto o compressione. Lo stesso vale per alcune infezioni batteriche o virali che possono colpire le regioni articolari e cartilaginee. Le persone che soffrono di un'infezione articolare o di un'infezione da stafilococco hanno quelle aree delle articolazioni deteriorate e corrono un rischio maggiore di sviluppare l'artrite anche dopo che l'infezione è stata trattata. Anche dopo che la lesione è guarita, la riparazione della cartilagine non è mai la stessa di prima della lesione. Potrebbero esserci difetti nel processo di guarigione. Il danno alle articolazioni rimane e i sintomi dell'artrite possono iniziare a manifestarsi prima nella vita di questi pazienti.

È anche importante capire come determinate scelte di stile di vita possono comportare un rischio maggiore di artrite. Le persone che tendono a vivere uno stile di vita di attività sportiva intensa o attività fisica estrema possono manifestare sintomi di artrite prima, come atleti professionisti, stuntmen, ecc. Non sono solo le persone che praticano sport di contatto, come il calcio o il wrestling, ma anche gli sport che mettono ripetutamente stress sulle articolazioni come il ciclismo o la corsa a lunga distanza. L'attività ripetuta per un periodo di tempo può rompere lentamente le articolazioni e la cartilagine e indurre un atleta a sviluppare l'artrite anche se non è ancora vicino all'età in cui si manifesta solitamente l'artrite. Al contrario, un esercizio moderato tende a minimizzare i sintomi e può effettivamente dare a un muscolo più forza e galleggiabilità. I medici incoraggeranno i pazienti a implementare una breve routine di esercizi nella loro giornata per alleviare il dolore e il gonfiore alle articolazioni. È l'attività ripetuta e a lungo termine a cui le persone possono prendere parte durante un turno di lavoro di otto ore al giorno che può causare danni. Ciò include anche piccoli movimenti come spingere un carrello o digitare su una tastiera. Questo è spesso il motivo per cui i lavori che comportano lavoro manuale o movimenti ripetitivi spingono i dipendenti a fermarsi spesso per le pause come misura preventiva per cercare di ridurre al minimo i danni. Questi dipendenti sono invitati a camminare o interrompere i loro movimenti ripetitivi per almeno 15-30 minuti ogni poche ore per dare al corpo una pausa e dare alle articolazioni un po' di sollievo dallo stress ripetuto.

Nonostante questi fattori di rischio e le condizioni ambientali, è importante rendersi conto che l'artrite stessa è una condizione comune e che gli scienziati ritengono che tutti gli esseri umani un giorno saranno affetti. È naturale data l'usura del nostro corpo e la fragilità che diventiamo con l'avanzare dell'età. Che ci sia o meno una storia familiare, l'artrite può essere una condizione con cui tutti combattiamo nel nostro futuro e con cui vediamo convivere i nostri cari anziani. Il prossimo passo è istruirci su questo disturbo in modo da poter riconoscere i segni e ottenere aiuto se necessario. Che si tratti di farmaci, terapia fisica o integratori aggiuntivi, il tuo corpo avrà bisogno di aiuto per combattere questa malattia. Incorporare abitudini alimentari sane nella tua vita può essere in grado di fornire un po' di sollievo dal dolore, o almeno rallentare il degrado delle vostre ossa mentre accumuli più vitamine e minerali.

# Capitolo 4: Capire l'Infiammazione e l'Artrite

Per comprendere correttamente l'infiammazione e il conseguente dolore articolare, è importante capire come il sistema immunitario del corpo utilizza l'infiammazione in modo normale. Come abbiamo discusso brevemente nel Capitolo 1, il sistema immunitario del corpo composto principalmente da globuli bianchi lavora per combattere infezioni e batteri. Fa parte del processo di guarigione del corpo poiché le cellule lavorano negli straordinari per combattere un'infezione. È un sistema di difesa istituito dal nostro corpo per proteggersi e i globuli bianchi sono la prima linea di attacco. Quando vengono attaccati, da un'infezione o da una ferita aperta di qualche tipo, i globuli bianchi ricevono rapidamente ormoni del fattore di crescita e inviano sostanze nutritive all'area interessata. Si precipitano e combattono l'infezione e ingeriscono altri radicali stranieri nella zona. Il gonfiore avviene naturalmente perché il movimento delle cellule del sangue e degli ormoni nell'area porta con sé anche fluido. Ecco perché i nervi nell'area diventano così sensibili al tatto.

Quando l'infiammazione si verifica naturalmente a causa della lotta contro un'infezione, è perché il corpo rilascia sostanze chimiche nel flusso sanguigno o nei tessuti interessati. Queste sostanze chimiche aumentano il flusso sanguigno nell'area e l'area può diventare rossa o calda. A volte le sostanze chimiche possono fuoriuscire di liquido intorno ai tessuti ed è allora che si verifica il gonfiore. I nervi nell'area diventano sovrastimolati e l'area diventa molto sensibile al tatto. Avete mai notato questo quando avete avuto un infortunio? L'area può sembrare bruciante o pruriginosa e non potete fare a meno di provare una sensazione di formicolio come se voleste grattarvi. Questo perché, nell'area localizzata della lesione, le cellule lavorano insieme negli straordinari per guarirvi. È la stessa funzione che si verifica quando avete mal di gola. L'infiammazione nell'area è dovuta al fatto che il corpo combatte contro un'infezione. Questa è chiamata infiammazione acuta che è semplicemente il corpo che reagisce a un agente estraneo o una ferita. Di solito, una volta che l'infezione è passata, il gonfiore scompare e l'area tornerà normale.

Con l'artrite infiammatoria, l'infiammazione si verifica senza motivo. Non sono presenti infezioni o lesioni che necessitano di guarigione: è semplicemente il corpo che gira su se stesso e causa i sintomi dell'infiammazione. Quei sintomi come dolore, rigidità e gonfiore iniziano a influenzare un individuo nelle sue attività quotidiane e nell'uso delle articolazioni. Alla fine, la maggiore attività delle articolazioni può logorare la cartilagine delle ossa e persino far gonfiare il rivestimento delle articolazioni. L'infiammazione può anche iniziare a verificarsi nella sede di organi principali, come l'occhio, i reni, i polmoni o il cuore. I sintomi dell'infiammazione devono essere valutati immediatamente con una storia medica completa e un esame fisico condotto. Altri test come i raggi X e gli esami del sangue dovrebbero essere studiati per valutare fino a che punto il danno è progredito e se c'è un modo per invertirlo. Questo tipo di infiammazione persistente a lungo termine è chiamata infiammazione cronica e molte malattie autoimmuni rientrano in questa categoria. Asma, allergie, malattie infiammatorie intestinali, lupus, morbo di Crohn ... tutto questo rientra nella categoria delle malattie con infiammazione cronica. Il corpo invia erroneamente segnali agli organi affinché si infiammino anche se non ci sono minacce. I globuli bianchi arrivano nell'area e non trovano minacce, quindi iniziano ad attaccare le cellule e i tessuti del corpo.

È difficile immaginare il fenomeno scientifico del dolore, ma la sensazione di dolore è la risposta del corpo per avvertirci di un infortunio. In caso di artrite, c'è una lesione alle articolazioni di cui il corpo si accorge e invia segnali di allarme. Il tessuto danneggiato intorno alle articolazioni rilascia sostanze chimiche neurotrasmettitori che trasportano il messaggio lungo il midollo spinale e al cervello. Il cervello elabora il segnale ricevuto e invia un segnale ai nervi motori per rispondere. Per esempio, quando vi tagliate, il messaggio viene immediatamente inviato al vostro cervello e voi allontanate la mano.

È importante notare che i disturbi comunemente noti del dolore muscolare e del mal di schiena non sono necessariamente legati all'artrite e al dolore alle articolazioni. Il dolore ai tessuti molli si avverte nei tessuti piuttosto che nelle articolazioni. Tende a verificarsi quando parti del corpo vengono abusate ripetutamente o a causa di un infortunio. Il mal di schiena può essere dovuto a molti fattori, come danni a nervi, ossa, articolazioni, muscoli o legamenti. Se questi sintomi sono temporanei e possono essere rivissuti abbastanza facilmente con i farmaci o un massaggio, non rientrerebbero nella categoria dell'infiammazione cronica che continua a verificarsi per un periodo di tempo più lungo.

# Capitolo 5: Come Gestire il Dolore da Artrite

La buona notizia è che la scienza è progredita rapidamente per combattere i tipi di artrite scoperti. Queste malattie vengono spesso diagnosticate correttamente ora invece di essere semplicemente spacciate per "vecchie ossa scricchiolanti", specialmente nei pazienti anziani. I tipi di artrite non infiammatori possono spesso essere trattati con farmaci antidolorifici da banco. Spesso un cambiamento dello stile di vita, come la perdita di peso, e una routine di attività fisica possono aiutare ad alleviare i sintomi.

In effetti, i medici prescrivono spesso la terapia fisica per aiutare i pazienti affetti da artrite anziani o sedentari a familiarizzare gradualmente con l'attività fisica. Ciò è particolarmente vero per i pazienti anziani che hanno difficoltà a muoversi e hanno bisogno di una spinta per incorporare un regime di esercizio nel loro stile di vita. La terapia fisica individuale è orientata specificamente a ciò di cui il paziente ha bisogno e qual è il miglior rimedio per la sua condizione. Che si tratti di dolore alle articolazioni del braccio o al ginocchio, il vostro terapista lavorerà con voi per creare una routine per esercitare l'area articolare interessata. A volte un terapista può anche utilizzare tecniche di massaggio o utilizzare impacchi di ghiaccio o calore per alleviare il dolore.

La terapia dell'acqua è anche un'ottima forma di terapia specializzata che può fornire facilità ai pazienti. L'acqua sostiene il peso di un individuo e mette meno pressione sui muscoli e sulle articolazioni. Fornisce resistenza ai muscoli che a loro volta li esercita e li rende più forti. Questo è molto utile per i pazienti che potrebbero essere in sovrappeso e stanno appena iniziando a fare esercizio. Dà a una persona, soprattutto una persona anziana, una spinta e una leggerezza per aiutarla a sentirsi più agile di quanto possa avere negli anni! Molte persone pensano erroneamente agli esercizi acquatici come al nuoto o alle immersioni, ma non è così. Invece, questi sono semplicemente esercizi che vengono eseguiti mentre la persona è in piedi nell'acqua che è all'altezza della vita o delle spalle. L'esecuzione regolare di esercizi acquatici può aiutare ad alleviare il dolore nei pazienti e migliorare il movimento delle articolazioni dell'anca o del ginocchio.

La terapia può essere qualcosa che si paga o che viene prescritta dal medico se si ha bisogno di cure più specializzate, ma un regolare esercizio fisico vecchio stile è qualcosa che qualsiasi medico raccomanderà. (Si tenga presente che questo varia da caso a caso perché l'artrite di qualcuno può essere più grave o accoppiata ad altre malattie). L'esercizio fisico è considerato uno dei modi migliori per gestire il dolore nei pazienti con artrosi. Il loro dolore può anche essere ridotto se si allenano regolarmente. Camminare è uno dei modi migliori per esercitare senza aggiungere troppo stress alle articolazioni. Come esercizio aerobico, rafforza anche il cuore e abbassa la pressione sanguigna. Nello specifico nei pazienti con artrite, tonifica i muscoli che supportano le articolazioni del corpo e, con l'avanzare dell'età, può rallentare la perdita di massa ossea. Gli studi hanno scoperto che le persone che hanno l'artrite ma che hanno partecipato fedelmente a una routine di esercizio avevano meno probabilità di aver bisogno di un intervento chirurgico di sostituzione dell'anca rispetto ai pazienti con artrite che non hanno esercitato. I pazienti che si sono esercitati hanno anche riferito di avere una salute fisica complessiva migliore e una maggiore flessibilità e libertà di movimento.

Ci sono alcuni tipi di esercizi raccomandati per i pazienti con artrite per alleviare il dolore e la rigidità nei loro movimenti.

- Esercizi di flessibilità: questi esercizi si riferiscono alla gamma di movimento con cui un paziente potrebbe avere difficoltà. Ad esempio, l'articolazione non si muove al massimo del movimento che aveva prima. Forse qualcuno sta avendo dolore al ginocchio dove non può allungare la gamba come prima. Gli esercizi di flessibilità si concentrano sullo stretching dolcemente e sull'espansione della gamma di movimento in quell'articolazione. Un terapista può prima mostrarti che tipo di esercizi eseguire e come allungare l'articolazione ei muscoli circostanti, ma questi esercizi possono essere facilmente eseguiti nel comfort della tua casa senza aiuto. Eseguirli regolarmente può aiutare a ripristinare la flessibilità in quelle articolazioni. È come dice un vecchio proverbio: la pratica rende perfetti! Potrebbe non essere possibile recuperare la gamma completa di movimento, ma potrebbe essere certamente migliore di prima.

- Esercizi di rafforzamento: questi esercizi lavorano per rafforzare i muscoli. Muscoli forti lavorano per proteggere le articolazioni del corpo. Più forti sono i muscoli, maggiore è il cuscino che possono fornire alle articolazioni colpite dall'artrite. Gli esercizi di rafforzamento possono essere eseguiti con una gamma di pesi da media a leggera e quelli che possono essere attaccati ai piedi per rafforzare i muscoli delle gambe. Questi esercizi dovrebbero essere eseguiti molte volte alla settimana per continuare a esercitare i muscoli e aumentare la resistenza.

- Esercizi di resistenza: sono anche chiamati esercizi aerobici perché rafforzano il muscolo cardiaco. Questi esercizi includono cose come camminare, andare in bicicletta, nuotare o usare la macchina ellittica o tapis roulant. Attività come questa aumentano la resistenza di una persona e rendono i suoi polmoni più efficienti. Non solo, ma fornisce anche esercizio fisico per tutto il corpo, permettendovi di allungare ed esercitare molte articolazioni, muscoli e legamenti.

Quando si tratta di decidere quanto spesso fare esercizio, è importante che ogni paziente segua il proprio fisioterapista o il consiglio del medico. In generale, gli esercizi di flessibilità o di mobilità dovrebbero essere eseguiti ogni giorno per aiutare l'articolazione a familiarizzare con i nuovi allungamenti. Altri esercizi dovrebbero essere eseguiti per un minimo di 20 minuti un paio di volte a settimana, ma tutto dipende da quanto è energico l'esercizio. È anche importante che i pazienti siano consapevoli della propria artrite e della fragilità della loro condizione. A seconda dell'età, della gravità della malattia e della mobilità, le vostre attività dovrebbero adattarsi alle vostre capacità e al vostro stile di vita. Ad esempio, qualcuno anziano con artrite grave dovrebbe praticare uno sport ad alto impatto, ma limitarsi ai suoi esercizi di flessibilità. Qualcuno più giovane potrebbe ancora essere in grado di fare jogging o nuotare un paio di volte a settimana per mantenere le articolazioni e i muscoli forti e il cuore sano. I pazienti con artrite vorranno muoversi lentamente e con attenzione nella loro routine per evitare fratture o lesioni. Assicuratevi sempre di riscaldarvi e rinfrescarvi con un tempo di stretching sufficiente prima e dopo l'allenamento per rilassare correttamente i muscoli!

Esistono molte categorie di farmaci che aiutano anche con dolori articolari e infiammazioni. Esistono farmaci antinfiammatori non steroidei che riducono il dolore e l'infiammazione. Questi tendono ad essere disponibili al banco, come Advil, Motrin e Aleve. Sono anche disponibili come creme o cerotti da applicare all'area problematica per facilità. Questo è ottimo per viaggiare, o per applicarlo se rimarrete seduti per un lungo periodo di tempo. Gli analgesici sono una categoria o un farmaco che può ridurre il dolore dell'artrite ma non influenzerà l'infiammazione. Tylenol, o paracetamolo, è disponibile al banco, ma i narcotici come Percocet, Oxycontin o Vicodin possono essere prescritti solo da un medico. Prima che un paziente progredisca verso farmaci più potenti che contengono ossicodone o idrocodone, avrebbe bisogno di combattere l'artrite per un periodo di tempo più lungo e non trovare sollievo con metodi alternativi. Poiché questi farmaci hanno proprietà che creano dipendenza, il loro uso dovrebbe essere attentamente monitorato da un medico.

Per l'artrite associata all'infiammazione, i farmaci antireumatici modificanti la malattia lavorano per impedire al sistema immunitario di attaccare se stesso e le articolazioni, o almeno rallentare l'attacco. Questi farmaci sono prescritti a pazienti con artrite reumatoide. I corticosteroidi sopprimono il sistema immunitario e lavorano per ridurre l'infiammazione alla vista del dolore. I pazienti con disturbi infiammatori più gravi classificati come malattie autoimmuni dovrebbero essere monitorati attentamente con esami regolari e visite mediche.

Come accennato nel capitolo precedente, l'obesità è anche un fattore di rischio per l'artrite. Per questo motivo, ha senso che una delle prime cose che un medico prescriverebbe a un paziente obeso sia la perdita di peso. Maggiore è il peso corporeo in eccesso che porti, più veloce può verificarsi anche la progressione dell'artrite. La cartilagine delle articolazioni inizia a consumarsi più velocemente a causa del peso in eccesso che ha portato. Perdere peso può ridurre lo stress sulle articolazioni. Le persone noteranno spesso una facilità nei sintomi dell'artrite quando perdono una quantità significativa di peso e mantengono uno stile di vita che mantiene i chili di troppo. Cominciano a sentirsi meglio fisicamente e sperimentano una gamma di movimento più ampia rispetto a prima. Questo è semplicemente per affermare che un paziente non dovrebbe essere offeso se gli viene consigliato di perdere peso da un medico. La ricerca mostra che sarà vantaggioso a lungo termine.

# Capitolo 6: Abitudini Alimentari Sane

Per seguire una routine di alimentazione sana per combattere l'artrite, è importante essere consapevoli del tipo di dieta che dovete impostare. Si dovrebbe essere sicuri di mangiare cibi ricchi di sostanze nutritive ed evitare spuntini zuccherati o grassi che possono causare infiammazione o innescare l'aumento di peso che aggraverebbe ulteriormente l'artrite. La ricerca suggerisce che il tipo di dieta che si sta mangiando, insieme al fatto che si sta facendo esercizio fisico, può giocare un fattore importante nella progressione della vostra malattia e i sintomi che si mostrano. Non esiste una cura magica per queste malattie, ma una persona che ha sintomi di artrite può beneficiare di una varietà di cibi e di una dieta equilibrata.

La ricerca sui pazienti e sugli ingredienti lattiero-caseari è risultata inconcludente nonostante le prove mostrino entrambi i lati. Uno studio del 2015 sul Journal of Nutrition ha rilevato che il consumo di latticini aumenta l'infiammazione in un gruppo di adulti selezionati per il campione. Uno studio simile ha rilevato che i pazienti con artrosi che mangiavano più latticini avevano maggiori probabilità di aver bisogno di un intervento chirurgico per una sostituzione dell'anca. D'altra parte, numerosi studi dimostrano che mangiare più yogurt e bere più latte può ridurre il rischio di gotta, una malattia autoimmune di cui abbiamo parlato in precedenza che mostra anche l'artrite. Le prove contrastanti possono lasciare i pazienti indecisi su come incorporare i latticini nella loro dieta quotidiana.

La maggior parte delle ricerche ha dipinto i prodotti lattiero-caseari in un quadro positivo. Un recente studio del 2017 ha scoperto che i latticini hanno effetti antinfiammatori benefici, tranne che nelle persone allergiche al latte vaccino. Tenete presente che "latticini" non si riferisce solo al latte, ma anche al gelato, al formaggio e allo yogurt. Ci sono molti prodotti alimentari da considerare in quella categoria. La buona notizia è che la ricerca sullo yogurt è risultata decisamente positiva. I probiotici in esso contenuti sono associati a una diminuzione della resistenza all'insulina e a una diminuzione dell'infiammazione nel corpo. Proprio come con qualsiasi altra dieta, la moderazione è la chiave. Mangiare troppo latticini ad alto contenuto di grassi o prodotti zuccherati non aiuta in termini di perdita di peso, che è anche molto importante per ridurre al minimo l'infiammazione.

Alcune persone ritengono che evitare determinati alimenti possa ridurre le loro riacutizzazioni artritiche. Ad esempio, se un certo tipo di latte è associato a sintomi negativi, puoi provare una dieta di eliminazione e smettere di mangiarlo per un po'. Questo può mostrarvi come risponde il vostro corpo ed è possibile che vi sentiate meglio senza latte vaccino.

Un altro dibattito che è nato è il concetto di alimenti biologici. Non ci sono prove evidenti che sostengano che il consumo di alimenti biologici possa ridurre al minimo le possibilità di contrarre malattie autoimmuni o artrite. Ma può avere senso ridurre al minimo l'esposizione a sostanze chimiche indesiderate scegliendo una dieta biologica. Quando mangiate cibi che provengono da aziende agricole convenzionali che usano ormoni o sostanze chimiche, state ingerendo anche quello ogni volta che avete uova, carne o formaggio. Ma oltre a questo, errore logico, non ci sono prove che affermi che il cibo convenzionale fa male alle persone con artrite. È importante che, anche se non si acquistano prodotti biologici, si consumi comunque una dieta ricca di frutta e verdura. Tutta la frutta e la verdura devono essere lavate accuratamente o in un risciacquo con acqua e aceto per rimuovere eventuali residui di pesticidi nocivi. Se ve lo potete permettere, provate a comprare qualche prodotto biologico, come quelli con la morbida buccia esterna che consumate direttamente, come pesche, spinaci o peperoni. Il consenso dei medici è stato che una porzione di almeno 5 frutta e verdura al giorno è considerata salutare per un malato di artrite. Se siete preoccupati per possibili pesticidi o ormoni della crescita, l'acquisto di alimenti biologici o non OGM è una scelta personale. Gli antiossidanti nei prodotti tendono a combattere l'infiammazione e sono anche una delle principali fonti di nutrienti. Avere una varietà di frutta e verdura vi dà la capacità di assumere più vitamine e sostanze nutritive. Cercate di incorporare di più le verdure nei vostri spuntini. Per esempio, se stai mangiando un panino, invece di una semplice fetta di formaggio o di carne a basso contenuto di sodio, aggiungi qualche verdura, in modo da ottenere anche una porzione di prodotti. Se avete intenzione di mangiare un'insalata, provate ad aggiungere un po' di frutta o noci per aumentare le proteine che state assumendo e sorprendere le vostre papille gustative!

Quando si tratta di scelte di carne e frutti di mare nella dieta, il pesce è incoraggiato in quanto fornisce un'ottima fonte di acidi grassi omega-3 anti-infiammatori. Può essere facilmente sostituito con la carne rossa nella vostra dieta, soprattutto se siete a rischio di malattie elevate o avete il colesterolo alto. Se non sapete da dove cominciare a scegliere il pesce, ci sono decine di varietà tra cui scegliere! Se il vostro negozio di alimentari locale non ha molte opzioni, provate a trovare un mercato del pesce locale per trovare opzioni fresche. Evitate le carni lavorate che tendono a contenere conservanti e sono ricche di sodio. Provate a comprare più tagli di carne magri con il grasso tagliato. Anche il tacchino e il pollo sono sostituti più sani della carne rossa.

Fate spazio nella vostra dieta per i cereali integrali come i cereali e la pasta. Invece del riso bianco che tende ad essere ricco di carboidrati, provate a sperimentare alternative come la quinoa o il grano. Potete anche trovare pasta a base di verdure o ceci in modo che abbiano meno amidi e zuccheri. Assicuratevi di leggere gli ingredienti quando provate nuovi articoli per essere sicuri di ottenere le proteine di cui avete bisogno, e che gli articoli sono a basso contenuto di zuccheri e carboidrati.

Provate a eliminare gli snack confezionati e lavorati dalla vostra dieta. Il contenuto di zucchero e sale in questi prodotti causa problemi di salute e non è utile per uno stile di vita dimagrante. Ci sono alternative più sane là fuori che hanno invece i loro snack a base di verdure o legumi, come patatine di lenticchie o ceci arrostiti. Assicuratevi di leggere attentamente l'etichetta quando trovate un nuovo snack per assicurarvi che sia il più sano possibile! Se il vostro negozio di alimentari locale non ha molte opzioni salutari, potreste dover trovare un negozio di alimentari biologici locali o navigare online per vedere quali opzioni sono disponibili. Ciò include anche fare attenzione a quali cibi in scatola comprate. Volete essere sicuri di scolare sempre il liquido nelle lattine e sciacquare i fagioli, o la frutta, o qualsiasi cosa mangerete. Si vuole essere sicuri che la frutta si sia conservata nel proprio succo, non in uno sciroppo zuccherino che contiene calorie. Ci sono tonnellate di fagioli e lenticchie in scatola che sono facili da conservare e preparare per preparare una ricetta vegetariana veloce. Assicuratevi che il livello di sodio sia del 5% o meno per porzione.

È importante notare che non esistono ricerche che dimostrino che il rispetto di una dieta vegana o vegetariana possa essere la cura per l'infiammazione. In effetti, gli studi su questo sono stati contrastanti. Alcuni studi hanno scoperto che le persone che seguivano una dieta rigorosamente vegetariana non avevano alleviare il dolore o la rigidità delle articolazioni rispetto al gruppo di controllo che seguiva una dieta tradizionale con carne. Altri studi hanno scoperto che i pazienti che hanno seguito una dieta vegana per mesi alla volta tendevano ad avere un miglioramento delle articolazioni gonfie e una minore rigidità al mattino rispetto al gruppo di controllo. Con questi risultati contrastanti, i medici non vi esorteranno a seguire uno stile di vita vegano o vegetariano. È importante notare, tuttavia, che uno stile di vita senza carne può portare ad abbassare i livelli di colesterolo e pressione sanguigna e diminuire le possibilità di diventare obesi. Ma ci sono anche aspetti negativi di queste scelte dietetiche. I vegetariani, e in particolare i vegani, tendono ad avere livelli più bassi di vitamine nel sangue, così come bassi livelli di calcio e acidi grassi. Queste sostanze sono fondamentali per la salute delle ossa. I vegetariani tendono anche ad avere livelli più bassi di HDL che è il "colesterolo buono".

Se state pensando di fare un cambiamento importante nel vostro piano di dieta per aiutare con l'infiammazione o l'artrite, è importante che parliate prima con il vostro medico dei rischi e delle ragioni. Ci sono altri modi per ridurre l'assunzione di carne, come aggiungere un "lunedì senza carne" al programma settimanale o incorporare più spesso un contorno di verdure o un'insalata. Se si decide di tagliare la carne interamente dalla vostra dieta, allora il medico potrebbe essere necessario eseguire un esame del sangue per vedere se ci sono integratori di vitamine che si dovrebbe prendere per via orale.

## *Alimenti che Combattono l'Artrite*

Sebbene non esista una cura diretta per l'artrite ed è davvero uno stile di vita equilibrato di esercizio fisico, dieta e farmaci, si ritiene che alcuni alimenti combattano l'artrite. L'aggiunta di questi elementi alla vostra dieta regolare potrebbe alleviare i sintomi dell'infiammazione. Ecco un elenco per principianti di ciò che dovreste provare e incorporare nei vostri pasti!

- Pesce: il pesce è una fonte di alto contenuto proteico e ricco di acidi grassi omega-3 che combattono l'infiammazione. I medici consigliano di consumare almeno 3-4 once di pesce due volte a settimana. Tonno, sgombro, aringa, salmone ... qualunque sia il vostro preferito, prova ad averlo per cena una o due volte a settimana per ottenere i nutrienti di cui avete bisogno.
- Tofu: Se siete vegetariani e non avete pesce o carne come fonte di proteine, i semi di soia come il tofu e l'edamame sono ottime alternative che possono fornire anche acidi grassi omega-3. Questi sostituti sono ricchi di proteine ma a basso contenuto di grassi, il che li rende un ottimo sostituto.
- Olio extravergine di oliva: questo olio era considerato un lusso in passato perché ha proprietà medicinali simili ai farmaci antinfiammatori. Quando si combatte l'artrite, è importante anche essere consapevoli del tipo di olio da cucina che stiamo utilizzando. Compresi l'olio d'oliva, l'olio di noci, l'olio di cartamo e l'olio di avocado hanno anche proprietà che possono abbassare il colesterolo e un alto contenuto di acidi grassi omega-3.
- Bacche: gli antociani sono stati studiati e trovati per avere un effetto antinfiammatorio e possono ridurre la frequenza degli attacchi di gotta nei pazienti con quella malattia autoimmune. Insieme a questi benefici per la salute, gli antociani tendono a dare ai frutti il loro ricco colore viola o rosso, come nelle ciliegie, nelle fragole, nei mirtilli e nelle more. L'intera famiglia di bacche!

- Latticini: nonostante quanto accennato in precedenza sugli studi condotti sui sintomi dei latticini e dell'artrite, latte, formaggio e yogurt sono tutti ricchi di vitamina D e calcio, essenziali per il corpo. Sono entrambi necessari per aumentare la resistenza ossea, quindi è importante che vengano consumati su base moderata. Se siete intolleranti al lattosio o avete una sensibilità ai latticini, allora dovrete cercare dei sostituti che funzionino per voi. Le verdure a foglia e le lenticchie sono un ottimo sostituto per coloro che potrebbero essere allergici ai latticini.
- Aglio: gli studi hanno scoperto che le persone che mangiavano più cibi della famiglia Allium, come cipolle, porri e aglio, mostravano meno segni di artrosi. Lo stesso aglio crudo ha molti benefici per la salute come l'abbassamento dei livelli di zucchero nel sangue e la regolazione della pressione sanguigna. Si vuole provare a consumarlo nella sua forma cruda o semicotta il più possibile, perché perde molte di queste proprietà una volta cotto. È stato scoperto che l'aglio blocca persino la presenza di enzimi che danneggiano la cartilagine nel corpo, il che è un'ottima notizia per i pazienti con artrite. Quindi, tritate un po' di aglio crudo e aggiungetelo come guarnizione alla vostra zuppa o insalata per ottenere i benefici che può fornire!
- Broccoli: i broccoli sono ricchi di vitamine C e K e contengono un composto chiamato sulforafano che i ricercatori ritengono possa rallentare il progresso dell'osteoartrite. È anche ricco di calcio che è utile per costruire ossa forti.
- Tè verde: da anni sentiamo parlare dei benefici di questa bevanda e degli antiossidanti che fornisce al corpo. I ricercatori hanno studiato l'antiossidante epigallocatechina-3-gallato (EGCG) che arresta la

produzione di molecole che causano danni articolari nei pazienti con artrite reumatoide. Se siete stati degli avidi bevitori di caffè, provate invece una tazza di tè verde!

- Agrumi: pompelmi, arance, clementine ... chiamateli! La famiglia degli agrumi è ricca di vitamine e funziona per prevenire l'artrite e mantenere le articolazioni sane del corpo. Un altro ottimo consiglio è quello di utilizzare nelle ricette succo di limone o lime fresco invece di quello concentrato.
- Frutta a guscio: la frutta a guscio è una di quelle rare prelibatezze ad alto contenuto di grassi buoni, quindi è considerata "sana per il cuore", ovviamente con moderazione. Contengono anche molte vitamine benefiche come calcio, zinco, vitamina E, proteine e fibre. Sono utili se si sta cercando di perdere peso, perché una manciata di essi può essere molto riempitiva e consente di ridurre le porzioni che si stanno consumando. Ci sono tonnellate di opzioni là fuori per trovare esattamente quale è il dado perfetto per voi. Pistacchi, mandorle, noci, pinoli, noci di macadamia ... è tutto là fuori! Assicuratevi però di consumare queste noci nella loro forma grezza. Se siete più propensi alla versione ricoperta di cioccolato o salata, allora state annullando i benefici per la salute.
- Grani interi: Mentre la maggior parte delle diete vi inviterebbe a stare lontano dai carboidrati, i cereali integrali sono unici perché forniscono l'effetto benefico di abbassare i livelli di proteina C reattiva nel sangue. La proteina C reattiva tende a essere riscontrata con segni di infiammazione nel corpo ed è associata ad un aumentato rischio di diabete, artrite reumatoide e persino malattie cardiache. Includere nella dieta cose come riso, cereali integrali e farina d'avena a basso contenuto di grassi è un modo fantastico per mantenere bassi livelli di questa

proteina nel flusso sanguigno. La ricerca ha dimostrato che le persone che avevano meno porzioni di cereali integrali nella loro dieta tendevano ad avere marcatori di infiammazione più alti. La fibra presente nei cereali integrali aiuta anche con la perdita di peso.
- Fagioli: fagioli un'ottima ed economica fonte di vitamine e minerali sani come zinco, potassio, ferro e proteine. Fagioli e legumi sono ben noti per i benefici che forniscono al sistema immunitario. Non è necessario creare una ricetta di fantasia se non si sa come incorporarli in un pasto - basta avere a portata di mano dei fagioli in scatola e aggiungerne una manciata alla propria insalatiera o alla propria ciotola di riso. Fagioli rossi, fagioli borlotti e fagioli rossi sono particolarmente ottimi per mantenere il cuore sano.

## *Alimenti che Combattono l'Infiammazione*

Come affermato sopra, non esiste una cura diretta per l'artrite e si tratta solo di gestire uno stile di vita sano che include dieta, esercizio fisico e farmaci se necessario. I ricercatori hanno scoperto che una dieta simile a una dieta mediterranea è in realtà molto utile per combattere l'infiammazione. Questa dieta è composta da molte verdure, pesce e uso di olio d'oliva invece di un diverso tipo di olio in cucina. Ci sono alcuni alimenti che hanno dimostrato di essere utili e possono combattere i sintomi dell'artrite. L'aggiunta di questi elementi alla vostra dieta regolare potrebbe alleviare i sintomi dell'infiammazione. Ecco un elenco per principianti di ciò che dovreste provare e incorporare nei vostri pasti!

- Pesce: come detto sopra, il pesce è un'ottima alternativa alla carne rossa, soprattutto nei pazienti che stanno anche combattendo il colesterolo alto o a rischio di malattie cardiache. Il pesce contiene elevate quantità di acidi grassi omega-3 che agiscono per ridurre la quantità di interleuchina-6 e proteina C-reattiva (CPR) nel corpo. Queste due proteine sono coinvolte nella creazione di infiammazioni nel corpo. La ricerca incoraggia i pazienti con infiammazione ad avere almeno 3-4 once di pesce due volte a settimana. Che si tratti di tonno, sardine, salmone, aringa o sgombro ... scegliete un tipo di pesce che vi piace di più e dagli un posto nel vostro menu settimanale. Alla griglia, affumicata, fritta ... le opzioni sono infinite!

- Frutta colorata: gli antociani sono antiossidanti che si trovano naturalmente nella frutta colorata come lamponi, more, ciliegie e fragole. Si trova anche in quantità elevate nelle verdure a foglia verde come broccoli, cavoli e spinaci. Questi lavorano per combattere naturalmente l'infiammazione nel corpo. Assicuratevi di incorporare almeno 2 o 3 porzioni di frutta e verdura nella vostra giornata. Si tratta di avere una varietà di quei frutti in modo da poter assumere naturalmente quanti più antiossidanti possibile. L'anguria è particolarmente utile perché contiene colina, un inibitore che blocca i segni di infiammazione nella rete dei globuli bianchi del corpo.

- Frutta a guscio o semi: le noci sono ottimi snack ricchi di grassi monosaturi, o il "grasso buono" che funziona per combattere l'infiammazione nel corpo. Inoltre, sono pieni di fibre e molto riempitivi. Sono un'ottima aggiunta alla vostra dieta, soprattutto se state cercando di ridurre quanto mangiate durante il giorno. Questo può funzionare per riempirvi, combattere l'infiammazione e persino aiutarvi a perdere qualche chilo! Ci sono tantissime opzioni salutari per la frutta secca, quindi esplorate il corridoio degli snack e scopri quali sono i vostri preferiti.

Ci sono noci, pistacchi, mandorle o una sana combinazione di tracce di tutto quanto sopra! Assicuratevi di raccogliere le noci naturali senza additivi o zucchero o sale che vanificherebbero lo scopo di uno spuntino così salutare. Provate a mangiare una manciata di noci al giorno per combattere l'infiammazione e aumentare i vostri livelli di colesterolo "buono".

- Fagioli: i fagioli sono un'altra sostanza che ha naturalmente composti anti-infiammatori e sono ricchi di antiossidanti. E sono anche molto convenienti! Potete acquistarli già preparati in lattine o comprare un sacchetto grande da tenere nella vostra dispensa. Sono ricchi di molti nutrienti come acido folico, proteine, ferro, potassio e zinco. Ci sono anche molte varietà là fuori in modo da poter scegliere e decidere quella che preferite. Fagioli neri, fagioli pinto, ceci, fagioli rossi... speriamo che abbiate un favorito che possiate inserire nella vostra dieta almeno due volte a settimana.

- Olio d'oliva: C'è un motivo per cui l'olio d'oliva è a volte indicato come "nettare degli dei". Contiene grassi monosaturi sani per il cuore e tonnellate di antiossidanti naturali che agiscono per ridurre l'infiammazione nel corpo. Solo pochi cucchiaini usati in cucina possono bastare per ottenere i benefici di questo olio miracoloso. L'olio extravergine di oliva è meno lavorato e contiene ancora più nutrienti rispetto all'olio d'oliva standard. Può essere costoso, quindi puoi conservarlo per usarlo sulle insalate come condimento o nelle zuppe. Si vuole essere sicuri che quando si ingerisce l'olio d'oliva lo si mantenga a bassa temperatura o a temperatura ambiente. Il calore elevato distrugge la struttura dei polifenoli nell'olio o dei composti naturali che provocano i benefici per la salute che abbiamo descritto. Evitate di usarlo per friggere o cuocere al forno, ma assicuratevi di incorporarlo nei condimenti per l'insalata o di aggiungerne un po' alla pasta prima di un pasto.

- Fibra: la fibra è un'altra fonte eccellente che lavora per ridurre l'infiammazione nel corpo. Abbassa la quantità di proteine C-reattive (RCP) nel flusso sanguigno (queste sono una delle tante proteine che causano l'infiammazione). La ricerca ha scoperto che l'ingestione di fibre attraverso il cibo funziona meglio per abbassare i livelli di RCP rispetto alla semplice assunzione di integratori da banco. Per questo motivo, è importante che i pazienti seguano una dieta ricca di fibre. Sia che provenga da verdure (come patate, sedano o carote), frutta (banane, mele e arance) o da cereali integrali (come farina d'avena o cereali ricchi di fibre), assicuratevi di avere una dieta ricca di fibre. Potete anche chiedere al vostro medico di aggiungere un integratore di fibre alla vostra dieta se ritenete di non mangiare abbastanza.

- Cipolle: porri, cipolle, aglio e cipolle verdi ... tutti questi membri della famiglia degli allium sono collegati alla riduzione dell'infiammazione nel corpo. Le cipolle contengono quercetina, un composto che inibisce le istamine che causano infiammazioni, come quando si ha un attacco di allergia e i polmoni si infiammano. Sono ricchi di antiossidanti benefici e hanno molti benefici per la salute. Non solo riducono l'infiammazione, ma riducono anche il rischio di malattie cardiache e abbassano i livelli di LDL che è il colesterolo "cattivo" nel corpo. Provate a incorporare le cipolle nei vostri pasti, sia che si tratti di tagliarle a dadini e di aggiungerle alle verdure, di grigliarle con la carne o di includerle nella pasta o nei panini. Se non vi piacciono le cipolle crude, potete sempre farle saltare in padella con un po' di condimento - ma andateci piano con il sale e l'olio!

- Bere moderatamente: si ritiene che il resveratrolo, un composto presente nel vino rosso, abbia effetti anti-infiammatori. Quindi, certo, forse un bicchiere di vino rosso ogni tanto può avere effetti medicinali. Ma è importante ricordare che le persone con artrite reumatoide dovrebbero limitare l'assunzione di alcol, soprattutto con farmaci a dosi più elevate. Se siete un bevitore, assicuratevi di parlare con il vostro medico di quanto state bevendo e se va bene con i farmaci che state prendendo.

- Evitare gli alimenti trasformati: Sappiamo tutti che le patatine fritte e altri spuntini nel reparto del cibo spazzatura sono deliziosi, ma la verità è che questi spuntini non ti aiutano ad ottenere alcun sollievo dall'infiammazione. In effetti, il sale aggiuntivo nelle patatine e in altri snack può causare infiammazioni nel flusso sanguigno mentre il vostro corpo fatica a elaborare l'aumento di sodio. In effetti, uno studio presso la Yale University nel 2013 ha mostrato un aumento del rischio di avere l'artrite reumatoide se fossero più inclini a una dieta salata. Questo studio deve ancora essere confermato con ulteriori ricerche, ma qualsiasi medico può confermare che il sale extra non è una buona cosa per il corpo. Un aumento degli alimenti trasformati può portare ad un aumento di peso che può aumentare i sintomi man mano che il vostro corpo si adatta a più chili che portate. Guadagnare qualche chilo potrebbe non sembrarvi drastico, ma le articolazioni del corpo devono sovracompensare il nuovo peso. Evitate questi alimenti trasformati e provate ad attaccarvi con snack salutari come noci e granola integrale per fare uno spuntino.

## *Alimenti che Potenziano il Sistema Immunitario*

Se state cercando articoli che funzionano per potenziare il vostro sistema immunitario, ecco alcuni alimenti che i ricercatori hanno scoperto avere benefici salutari! Aiuta sempre a rafforzare il sistema immunitario e a dare una migliore possibilità di combattere le infezioni. Sebbene ci siano molti integratori da banco, ecco alcuni articoli che potete aggiungere alla vostra dieta per darvi gli stessi benefici.

- Agrumi: ricerche approfondite hanno dimostrato che questa famiglia di frutti è ricca di elevate quantità di vitamina C. Ciò è particolarmente necessario per il sistema immunitario perché si ritiene che la vitamina C aumenti la produzione di globuli bianchi. Globuli bianchi? Ebbene, quelli sono i primi "soldati" nella linea di difesa del vostro sistema immunitario per proteggervi dalle infezioni. Gli agrumi popolari includono pompelmi, arance, mandarini e clementine. Inoltre, non dimenticare di usare il succo di lime e limone naturale e biologico ogni volta che potete e nella vostra cucina, al contrario di quelli da concentrato.

- Peperoni: ecco un fatto divertente: un'oncia di peperone contiene due volte più vitamina C di un'oncia di frutta della famiglia degli agrumi! Qualcosa nel colore che conferisce a questo peperone la sua qualità rossa gli fornisce anche una straordinaria quantità di vitamina C. Questi peperoni sono anche ricchi di beta-carotene che mantiene la pelle e gli occhi sani. Con una bella selezione di colori disponibili, questi sono ottimi da aggiungere alla vostra insalata o alle vostre verdure. Aggiungono un po' di colore al vostro cibo e vi danno anche grandi benefici per la salute!

- Yogurt: lo yogurt è una fonte naturale di probiotici o batteri "buoni" che vivono nell'intestino e aiutano a digerire gli alimenti. Non solo, ma funziona anche per aumentare l'immunità. Si vuole essere sicuri di evitare gli yogurt fortemente zuccherati, perché quelli tendono ad annullare i benefici positivi per la salute. Provate a trovare yogurt con meno additivi e diffidate di quelli che vengono confezionati con frutta. Potete sempre aggiungere la vostra frutta o muesli per essere sicuri di ottenere tutti i benefici per la salute!

- Zenzero: lo zenzero riduce l'infiammazione ed è perfetto per ridurre il mal di gola o il gonfiore delle ghiandole se state combattendo un raffreddore. Immaginate di bere una tazza di tè allo zenzero caldo quando siete a casa ammalati di febbre! È stato anche scoperto che riduce la nausea e il colesterolo. Se non siete in grado di mangiare un pezzo di zenzero crudo, tenete a portata di mano un tritacarne o uno zester in modo da poterne almeno cospargere un po' sulla pasta o sulle insalate. I ricercatori dell'Università del Wisconsin hanno trovato alcune altre spezie che hanno anche proprietà antinfiammatorie : origano, chiodi di garofano, noce moscata e rosmarino. Se siete già un grande amante delle spezie, provate a incorporarne altre nelle vostre ricette. Se siete un principiante che cerca semplicemente di ottenere i benefici per la salute, sperimentate questi nuovi sapori nei vostri pasti. Potreste trovare anche qualcosa di delizioso e salutare!

- Pollo o tacchino: insieme a tutti gli altri benefici per la salute della carne bianca rispetto alla carne rossa, il pollo e il tacchino contengono anche elevate quantità di vitamine B-6. Solo 3 once di carne bianca contengono quasi la metà della quantità giornaliera raccomandata! Questa vitamina è una parte molto importante delle reazioni chimiche che avvengono nel sistema immunitario per formare nuovi globuli rossi e mantenerli sani. Il brodo di pollo o la zuppa a base di ossa di pollo bollenti contengono anche sostanze nutritive che aiutano con l'immunità. C'è un motivo per cui dicono che il brodo di pollo è la migliore medicina!

- Crostacei: lo zinco è un minerale importante di cui il nostro corpo ha bisogno per istruire le nostre cellule immunitarie su come funzionare e quali infezioni combattere. È anche molto importante per curare le ferite aperte! I crostacei sono una categoria di frutti di mare che comprende aragoste, vongole, cozze e granchi. Tenete presente che si desidera avere crostacei in dosi moderate. Troppo zinco nel sangue può inibire la funzione del sistema immunitario. Gli uomini dovrebbero assumerne circa 11 milligrammi al giorno e le donne 8 milligrammi.

- Tè: uno studio di Harvard ha scoperto che i partecipanti che bevevano almeno 5 tazze di tè nero al giorno avevano quasi 10 volte più interferoni (proteine che si segnalano tra loro per combattere i virus) nel sangue rispetto ai partecipanti che bevevano una bevanda placebo. La L-teanina è un amminoacido presente nel tè nero e verde. Se siete già un appassionato bevitore di tè, provate ad attenervi a questi tipi di tè. Assicuratevi di estrarre tutte le sostanze nutritive che potete dalla bustina di tè prima di gettarla via!

- Aglio: L'aglio contiene naturalmente l'ingrediente dell'allicina che agisce per combattere infezioni e batteri nel sistema immunitario del corpo. Uno studio in Gran Bretagna ha rilevato che su 146 persone a cui è stato somministrato aglio o un placebo per un periodo di 12 settimane, quelle a cui è stato somministrato aglio avevano due terzi meno probabilità di prendere il raffreddore. Provate a incorporare uno spicchio o due di aglio nei vostri pasti, anche se lo state tritando e aggiungendovi sopra come guarnizione.
- Uova: sappiamo già che le uova sono una delle principali fonti di proteine, ma sono anche necessarie per un sistema immunitario sano. Le uova sono ricche di vitamina D, importante per le ossa. Una carenza di vitamina D può aumentare le possibilità di infezioni delle vie respiratorie superiori durante l'inverno e persino di disturbi immunitari come il diabete. Le cellule immunitarie hanno persino recettori cellulari che sono costantemente alla ricerca di vitamina D nel sangue! Mentre è possibile ottenere la vitamina D anche attraverso l'esposizione al sole, è importante che si sta mangiando un sacco di cibi ad alto contenuto di vitamina D come pesce, carne di manzo e uova in modo che si sono inclusi nella vostra dieta anche nella stagione invernale. Provate a passare anche a un latte fortificato con vitamina D!
- Pesce: lo abbiamo detto più volte, ma è la verità: il pesce è ricco di tonnellate di acidi grassi omega-3 che lavorano per rafforzare il sistema immunitario e potenzialmente alleviare i sintomi di artrite e infiammazione. La ricerca ha scoperto che questi acidi grassi possono fortificare i polmoni dal raffreddore, ridurre l'infiammazione e

persino proteggerti dall'influenza. Qualunque sia il tipo di pesce che preferite (e ce ne sono tantissimi tra cui scegliere!), Assicuratevi di avere pesce come pasto almeno due volte a settimana. Per i pazienti con colesterolo alto e malattie cardiache, è anche un'ottima alternativa alla carne rossa.

## *Verdure da Includere nella Vostra Dieta*

Se vi state concentrando maggiormente su quali verdure acquistare, ecco alcuni ottimi suggerimenti che sono pieni di vitamine e minerali benefici. Potrebbero anche aiutarvi a rafforzare il vostro sistema immunitario se state già combattendo una malattia, o semplicemente cercando di non prendere il raffreddore quest'inverno!

- Broccoli: lo abbiamo sentito dall'infanzia ed è perché è la verità: i broccoli fanno bene al sistema immunitario. Ha vitamine A, E, C, fibre e antiossidanti naturali che lavorano per rafforzare il sistema immunitario. Contiene elevate quantità di sulforafano, un antiossidante che combatte per ridurre i livelli di NF-kB nel flusso sanguigno. NF-kB è responsabile delle riacutizzazioni infiammatorie nel corpo. La chiave per ottenere i massimi benefici per la salute dai broccoli è cucinarli il meno possibile. Se potete mangiarlo crudo, ancora meglio! In caso contrario, rosolarlo leggermente con una quantità minima di olio e condimento. Altre verdure crocifere associate a benefici antinfiammatori includono cavoletti di Bruxelles, cavoli e cavolfiori.

- Patate dolci: invece delle normali patate con buccia marrone, la patata dolce contiene effettivamente più beta-carotene che il tuo corpo metabolizza in vitamina A che aiuta il sistema immunitario. Gli alimenti ricchi di beta-carotene sono facilmente identificabili dal loro pigmento arancione brillante: patate dolci, carote, zucca e melone. Sono tutte ottime fonti per aiutare il vostro corpo ad assumere vitamina A per aiutare il vostro sistema immunitario. Un ottimo modo per gustare la patata dolce è caricarle con altri cibi sani come un pizzico di panna acida, una spolverata di curcuma, erbe aromatiche e succo di limone o di lime.

- Spinaci: un altro ortaggio che ci perseguita dalla tavola della nostra infanzia, gli spinaci sono ricchi di vitamina C e altri antiossidanti che aiutano il sistema immunitario a combattere le infezioni. Come i broccoli, più crudi potete consumarli, maggiori sono i benefici per la salute che otterrete. Se lo si può aggiungere crudo nell'insalata, questa è l'opzione migliore. Ma si può anche soffriggere leggermente e avere come lato vegetale.

- Funghi: i benefici dei funghi sono diventati più noti negli ultimi decenni ed è un meritato onore che ricevono al salad bar. Numerosi studi dimostrano che i funghi aumentano la produzione di globuli bianchi, il che è molto utile se si è malati o si combatte una malattia o un'infezione. Reishi, maitake, funghi shiitake e funghi Portobello sono stati trovati per aiutare a rafforzare maggiormente l'immunità. I funghi sono a basso contenuto di calorie ma ricchi di vitamine, lectine e fenoli, che lavorano insieme per combattere l'infiammazione nel corpo. Che sia sulla vostra pizza, saltata a parte o aggiunta alla pasta, assicuratevi di includere i funghi nella vostra dieta quando potete per ottenere i benefici che offrono.

Meno cotti si possono mangiare, meglio è per voi ottenere il loro pieno effetto antinfiammatorio.

- Kale: C'è un motivo per cui questo ortaggio è ovunque in questi giorni! Kale è un'ottima fonte di vitamina A che lavora per rafforzare il vostro sistema immunitario nella lotta alle infezioni. Che sia in un'insalata o in un frullato, o semplicemente aggiunto come dopobarba nella vostra pasta, provate a incorporare alcune porzioni di questo nella vostra dieta per tutta la settimana per ottenere il vostro apporto raccomandato di vitamina A. Come gli spinaci che abbiamo menzionato sopra, le verdure a foglia verde come il cavolo sono un'ottima fonte di agenti anti-infiammatori. Quindi se preferite gli spinaci, il cavolo, la bietola o la rucola, assicuratevi di incorporare alcune di queste verdure nella vostra dieta!

- Pomodori: i pomodori contengono elevate quantità di licopene. È stato scoperto che il licopene riduce la quantità di proteine infiammatorie nel flusso sanguigno. Uno studio del 2014 ha anche scoperto che le donne che bevevano succo di pomodoro regolarmente diminuivano le loro riacutizzazioni infiammatorie. Più utile dell'assunzione di integratori di licopene, l'ingestione di pomodori crudi e prodotti a base di pomodoro è più utile per ridurre l'infiammazione. È importante notare che il licopene è un nutriente liposolubile, il che significa che viene assorbito meglio dal corpo quando è associato a un po' di grasso allo stesso tempo. Quindi, i pomodori sono ottimi da abbinare a pasta di formaggio o aggiunti come condimento alla vostra pizza!

- Barbabietole: il ricco colore rosso delle barbabietole è dovuto alle elevate quantità di fitonutrienti contenuti nella verdura. Le barbabietole hanno elevate quantità di minerali e vitamine e contengono l'aminoacido betaina. La betaina aiuta la funzione epatica, disintossica le cellule da qualsiasi tossina nell'ambiente e aiuta le cellule a mantenere la loro salute e la normale funzione nel sistema immunitario. È stato anche scoperto che proteggono il corpo dalle malattie cardiache e dal cancro e sono considerati un "cibo per il cervello", o un alimento che aiuta ad aumentare il flusso sanguigno al cervello. Provate a incorporare le barbabietole nelle vostre insalate e inseritele nel cassetto delle verdure.

- Soia: tofu, edamame e latte di soia sono tutti ottimi modi per assorbire i benefici salutari dei prodotti a base di soia. Gli isoflavoni presenti nei prodotti a base di soia possono essere collegati a una minore infiammazione nei pazienti e nelle donne in particolare. La soia aiuta anche a mantenere le ossa e il cuore sani. Provate ad usare il latte di soia quando preparate i frullati in modo da poterne godere i benefici insieme a tutti gli altri frutti e verdure che state mangiando.

## *Guida allo Shopping*

Quali consigli possiamo darvi per pianificare una dieta migliore che, si spera, possa ridurre i sintomi dell'artrite e dell'infiammazione nella vostra vita? È importante che sappiate quali sono gli alimenti che dovreste conservare nella vostra dispensa e quali tipi di alimenti dovreste evitare del tutto. Ecco alcuni consigli per iniziare a navigare nei corridoi del negozio di alimentari!

- Frutta e verdura fresca: Abbiamo visto con i molti esempi sopra elencati che una grande varietà di frutta e verdura consumata permette di assumere la maggior parte delle vitamine e dei minerali nella vostra dieta. Provate a trovare prodotti freschi. Se non potete permettervi prodotti biologici, va bene, ma provate a comprare qualcosa di biologico, come verdure a foglia verde come cavolo e spinaci, o frutti a polpa morbida dove si mangia la buccia, come pesche e prugne. Diversi frutti colorati hanno anche diverse proprietà benefiche, come frutta e verdura rossa (mele, peperoni rossi, fragole), così come frutta e verdura dalla buccia più scura (more, melanzane, mirtilli), quindi assicuratevi di avere una gamma colorata di articoli nel vostro carrello!

- Pollo e tacchino: questi prodotti di pollame sono ottime alternative alla carne rossa, soprattutto per i pazienti che potrebbero già combattere il colesterolo alto o malattie cardiache. Cercate di trovare tagli freschi ed evitate i pasti surgelati lavorati o pre-fabbricati che potrebbero avere conservanti o elevate quantità di sodio.

- Pesce: i benefici degli acidi grassi omega-3 sono stati elogiati più e più volte in questo capitolo, quindi ti invitiamo a comprare del pesce in questo viaggio di generi alimentari! Che si tratti di tonno, sgombro, salmone o tilapia, esplorate le vostre opzioni e ricette in modo da poter incorporare il pesce nei vostri pasti almeno due volte a settimana.

- Olio d'oliva: i benefici dell'olio d'oliva sono come l'ibuprofene, ma naturalmente! Si è scoperto che riduce l'infiammazione e riduce il dolore. Assicuratevi di avere dell'olio d'oliva da usare in cucina o come condimento per insalate e pasta. Provate a trovare marchi che hanno un sigillo di approvazione come il North American Olive Oil Seal. Se potete concedervi il lusso di un olio extravergine di oliva meno raffinato, ancora meglio! Ma il normale olio d'oliva dovrebbe diventare un alimento base nella vostra dispensa.

- Cereali integrali e cereali: cercate di trovare cereali integrali senza sodio o additivi. Cercate anche i cereali che sono confezionati con ferro o fibre, in modo da raggiungere il vostro limite di assunzione giornaliera senza bisogno di prendere in consegna i supplementi contatore.
- Yogurt e latticini: nonostante alcuni studi che considerano i latticini come sintomi di artrite aggravanti, yogurt, latte e formaggi forniscono molti benefici per la salute.
- Zenzero e aglio: come detto sopra, lo zenzero e l'aglio sono due sostanze che hanno ingredienti naturali che riducono l'infiammazione nel corpo. Provate a incorporare questi due alimenti nella vostra dieta, sia che si tratti di aglio tritato su un'insalata o di zenzero schiacciato in zuppe o schiacciatine.
- Succhi: come accennato in precedenza, molti succhi di verdura sono stati collegati a una diminuzione dell'infiammazione come il succo di pomodoro e il succo di barbabietola. È importante che questi succhi contengano meno zuccheri e additivi. Dovrebbero usare gli ingredienti più organici possibili. Sia che li facciate a casa o che li troviate al supermercato, assicuratevi di mantenere la frutta o la verdura allo stato più puro possibile.
- Tè: è stato scoperto che il tè verde alle erbe ha proprietà antiossidanti e antinfiammatorie. Uno studio presso la Washington State University ha scoperto che una molecola nel tè verde agisce per mirare a una proteina pro-infiammatoria che si trova in quantità elevate nei

pazienti con artrite reumatoide. È importante notare che il tè verde contiene tracce di vitamina K che possono contrastare i fluidificanti del sangue. Se siete sotto anticoagulanti, è importante che parliate con il vostro medico prima di incorporare il tè verde nella vostra dieta.

- Evitare gli alimenti zuccherati trasformati: Mi dispiace, ma il cibo spazzatura deve rimanere nel negozio! Se state cercando di mantenere uno stile di vita sano e di promuovere la perdita di peso, state lontani dagli snack elaborati che sono carichi di zuccheri o sciroppo di mais. Provate a trovare alternative che rientrano nella categoria degli "snack salutari" come le patatine fritte di lenticchie o i popcorn senza sale.

# Capitolo 7: Bevande e Frullati che Riducono l'Infiammazione

Come discusso nel capitolo precedente, molti cibi, soprattutto frutta e verdura, possono combattere i sintomi di infiammazione e artrite. Si tratta di adattare la vostra dieta a una dieta sana ricca di molti grassi buoni e una varietà di vitamine e minerali. Si vuole anche essere sicuri di evitare grassi trans, alcol e zuccheri che possono causare infiammazioni. Volete aumentare gli alimenti nella vostra dieta che sono d'accordo con la vostra digestione e che sono utili per combattere l'infiammazione.

I frullati sono un ottimo modo per confezionare molte vitamine e minerali in una sola tazza. Sono facili da realizzare e facili da portare in viaggio! Raccogliere gli ingredienti giusti è semplice fintanto che li avete già riforniti nel frigorifero e nella dispensa. Ecco dove torna utile l'utile guida allo shopping nel capitolo precedente! Per rendere la cosa ancora più facile per voi stessi in mezzo a un'agenda fitta di impegni, potete anche porzionare gli ingredienti e tenerli in sacchetti a prova di freezer, in modo che sia facile come versare e mescolare il vostro frullato.

Volete confezionare le vostre bevande con molti degli ingredienti di cui abbiamo parlato che possono combattere i segni dell'infiammazione. Ecco alcune aggiunte che vanno bene nei frullati per aiutare ulteriormente voi e la vostra salute.

- Curcuma: questa spezia asiatica è diventata molto popolare in Occidente negli ultimi anni a causa dei suoi enormi benefici per la salute. È noto per ridurre l'infiammazione cronica nel corpo bloccando le sostanze chimiche che provocano l'infiammazione. Solo un cucchiaino di questa spezia è tutto ciò che serve per ottenere i benefici e aggiunge un colore giallo brillante alle vostre bevande! Ciò è dovuto a un pigmento chiamato curcumina che si trova nella curcuma.

- Zenzero: questa è un'altra sostanza che riduce l'infiammazione. Potrebbe non sembrare così gustoso in un frullato mattutino, ma solo aggiungere qualche pezzetto di zenzero può avere un effetto benefico. Provate a mescolarlo con altri ingredienti forti, come la frutta con zuccheri naturali, o il latte di soia che può coprire il gusto. Potrebbe essere necessario fare alcuni esperimenti per trovare il giusto equilibrio di sapori, ma non tralasciare questo ingrediente!

- Frutti di bosco: sono perfetti per un frullato e funzionano naturalmente per combattere l'infiammazione nel corpo. Ricco di antiossidanti naturali e tonnellate di vitamine e minerali, ce ne sono così tanti tra cui scegliere a seconda dei vostri gusti preferiti! Mirtilli, fragole, lamponi ... persino ciliegie e semi di melograno sono un'ottima aggiunta a qualsiasi frullato. E sono naturalmente dolci, quindi potete ridurre lo zucchero che avreste aggiunto!

- Semi di Chia: questi piccoli semi sono diventati la star di molti piatti ultimamente. Nonostante le loro dimensioni, sono ricchi di acidi grassi omega-3 che agiscono per combattere l'infiammazione nel corpo. Aumentando la quantità di acidi grassi che mangiamo, possiamo sperare che l'infiammazione si riduca. Assicuratevi di includerne una manciata nel vostro frullato. Sono per lo più insapore, quindi non saprai nemmeno che sono lì!

- Verdi: spinaci, cavoli, bietole ... sì, un frullato verde è sinonimo di frullato sano perché è la verità! Sono ricchi di antiossidanti ed enzimi che entrano nel flusso sanguigno e abbattono le molecole che causano l'infiammazione. Più le verdure vengono consumate crude, più sono efficaci. Assicuratevi di includere una tazza di verdura nel vostro frullato è il modo migliore per avere la vostra assunzione giornaliera. Il cavolo riccio è considerato un superalimento perché è ricco di tante vitamine e minerali tra cui riboflavina, ferro, magnesio e vitamine A, K, B6 e C. Sperimentate quali combinazioni e quantità funzionano meglio per voi, e come potete combinarle con un mix di altra frutta e altre verdure.

- Mele: sebbene le mele a volte vengano cercate per altri frutti più dolci, è stato studiato e scoperto che le mele rosse contengono antiossidanti nella loro pelle che agiscono come un antinfiammatorio naturale. Gli studi hanno anche scoperto che le persone che mangiano da tre a cinque mele a settimana hanno un rischio inferiore di sviluppare l'asma, che è una condizione infiammatoria. Potete usare le mele verdi se preferite l'agro, ma non dimenticate qualche fetta di mela nel vostro frullato per ottenere tutte le sostanze nutritive!

- Ananas: questo delizioso frutto tropicale è ricco di vitamina C e un enzima chiamato bromelina. Questo enzima digerisce altre proteine, come quelle che causano problemi al corpo creando infiammazione! Può ridurre il gonfiore, il dolore e le contusioni nel corpo e darti sollievo da artrite e tendinite. Se lo trovate fresco, è un'ottima aggiunta da includere nei vostri frullati - per i benefici per la salute e il gusto! In caso contrario, potete sempre trovarlo in scatola, ma assicuratevi di leggere l'etichetta e di trovare quello con il minor quantitativo di zucchero artificiale.

- Dadi: Quando preparate il vostro frullato, assicuratevi di aggiungere una manciata di noci. Le mandorle sono ricche di acidi grassi insaturi che lavorano per mantenere le articolazioni lubrificate. Le noci contengono anche acidi grassi simili che rilasciano acidi per proteggere il corpo dalla perdita ossea. Le noci inibiscono la produzione di neurotrasmettitori che causano dolore e infiammazione. Assicuratevi di aggiungere noci crude e non un tipo salato o zuccherino.

- Kiwi: un frutto a cui non si presta molta attenzione, recenti ricerche hanno dimostrato che i kiwi sono ricchi di antiossidanti e proteine anti-infiammatorie. Sono ricchi di fibre, vitamina E, potassio, vitamina K e tanti altri! Sono un frutto aspro e piccante, quindi se non puoi mangiarlo crudo, è ottimo da includere nei vostri frullati con altri ingredienti per bilanciare o nascondere il sapore.

Ecco alcune fantastiche ricette per iniziare a preparare i frullati! Il bello degli smoothie è che sono così versatili ed è facile cambiare gli ingredienti. Se non preferite i mirtilli, provate una bacca diversa come le more. Se non vi interessano i pistacchi, provate invece le noci. Queste ricette servono per preparare 1 porzione, quindi se avete ospiti, sentitevi liberi di raddoppiarle!

**Smoothie allo Yogurt Greco**: questo frullato è pieno di proteine, quindi è perfetto come trattamento post-allenamento quando il corpo è alla ricerca di proteine per ricostruire i muscoli. È anche molto abbondante, quindi può anche sostituire la cena se state cercando di perdere peso e mantenere uno stile di vita più sano. Come accennato, sentitevi liberi di usare le bacche che preferite. Inoltre, se avete un altro verde a foglia che vi piace di più, potete scambiare gli spinaci per il cavolo riccio.

60 gr di yogurt greco, normale, senza additivi
250 ml di latte di noci, come anacardi, mandorle o soia
60 gr di spinaci baby
60 gr di mirtilli
36 gr di burro di arachidi
0.60 gr di cannella
qualche cubetto di ghiaccio

Frullato **Rosso alla Fragola**: Questo frullato è pieno di ingredienti dolci e croccanti, ricchi di vitamine e minerali. Il bel colore rosso lo fa già sembrare delizioso!
20 gr di barbabietole rosse, pelate e tritate
un pezzetto di zenzero da mezzo pollice, sbucciato
200 gr di succo di mirtillo rosso
115 gr di fragole
un pizzico di cannella
20 ml di miele biologico
qualche cubetto di ghiaccio se preferite!

**Frullato d'Estate Tropicale**: Questo frullato è un bel giallo ed è così delizioso che non vi ricorderete nemmeno quanto sia buono per la vostra salute! Con deliziosi frutti tropicali, è il miglior regalo, soprattutto in una calda giornata estiva.
240 gr di mango, fresco o congelato
350 ml di acqua fredda
qualche cubetto di ghiaccio
3 gr di curcuma
un pezzetto di zenzero da mezzo pollice, sbucciato
240 gr di ananas, fresco o congelato
2 gr di olio di cocco

**Frullato di Patate Dolci**: Sia gli spinaci che le patate dolci sono verdure sane che possono ridurre l'infiammazione. Sono anche

un'ottima fonte di magnesio. Una carenza di magnesio può portare a crampi muscolari.
70 gr di patate dolci, cotte
120 ml di latte di mandorle
2 gr di estratto di vaniglia
Una manciata di spinaci
7 gr di miele
un pizzico di cannella
un pezzetto di zenzero da mezzo pollice, sbucciato
mezza banana

**Frullato di Curcuma all'Ananas**: Combinato con curcuma e zenzero, questo frullato di frutta è un potente strumento per combattere l'infiammazione - ed è delizioso! Provate a trovare la frutta più fresca che potete, ma se non ci riuscite, sentitevi liberi di sperimentare con dei sostituti.
un pezzetto di zenzero da mezzo pollice, sbucciato
3 gr di curcuma
120 gr di ananas
120 gr di mango
120 ml di latte di cocco
2 gr di estratto di vaniglia
un pizzico di cardamomo in polvere (o cannella, se non ce l'avete!)

**Frullato di Agrumi all'Avocado**: Gli avocado sono un superfood e contengono elevate quantità di acido folico, vitamina C, vitamina E, e più di una dozzina di altre sostanze nutritive! Con l'aggiunta di alcuni agrumi, questo frullato è ricco di tonnellate di vitamina C.
1 avocado tagliato a pezzi
Succo di 1 arancia
Il succo di 1 limone

2 gr di estratto di vaniglia
120 ml di latte a vostra scelta
1 banana
qualche cubetto di ghiaccio

**Frullato di Carota e Zenzero**: Confezionato con tonnellate di ingredienti per combattere l'infiammazione, insieme a un sacco di vitamina C, questo frullato è pieno di antiossidanti e soddisferà alcune delle vostre porzioni di frutta e verdura per la giornata.
350 ml di acqua fredda
pezzetto di zenzero
Il succo di 1 limone
3 gr di curcuma
120 gr di carote, sbucciate e tritate
240 gr di ananas, fresco o congelato
120 ml di latte a scelta
1 banana matura grande

**Frullato di Kiwi allo Zenzero**: Questo frullato brilla sul potere curativo dei kiwi che si ritiene abbiano proteine antinfiammatorie. È un frutto piccante, quindi sentitevi liberi di aggiungere una manciata di bacche o un cucchiaino di miele se sentite il bisogno di addolcirne il sapore. L'aggiunta di noci e ti dà una spinta di grasso sano e proteine anche!
2 kiwi, pelati e tritati
1 banana matura
pezzetto di zenzero
30 gr di anacardi
350 ml di acqua fredda
qualche cubetto di ghiaccio
10 gr di semi di chia

**Frullato di Fragola e Mandorle**: Un semplice frullato composto da bacche e mandorle, questo è un ottimo modo per ottenere il

vostro consumo giornaliero di frutta, e alcuni grassi "buoni" con una manciata di noci! Il latte di mandorle è un ottimo latte da usare perché è ricco di sostanze nutritive e dà più sapore del latte normale.
80 gr di fragole
250 ml di latte di mandorle, non zuccherato
120 ml di succo d'arancia, naturale
90 ml di yogurt, senza additivi

**Frullato di Cocco e Zenzero**: Come abbiamo condiviso nel capitolo precedente, lo zenzero è noto per le sue proprietà medicinali antinfiammatorie. Può combattere la nausea, i problemi digestivi e si crede fermi persino la crescita delle cellule tumorali! Questo è un ottimo e semplice frullato per avere una sana porzione di zenzero.
1 banana matura
120 ml di latte di cocco
un pizzico di cannella
un pizzico di noce moscata
5-10 pezzi di radice di zenzero, circa un pollice ciascuno, quanti dipendono dal sapore che vi piace

**Frullato di Cetriolo e** Ananas: L'ananas è ricco di bromelina, che è stata studiata e trovata per inibire l'infiammazione e il dolore. Con un pizzico di cannella per regolare lo zucchero nel sangue, questa è una grande delizia di sapori.
120 ml di ananas a pezzi
2 cetrioli piccoli, pelati e tagliati a cubetti
1.5 gr di cannella in polvere
1.5 gr di curcuma in polvere

**Succo di Mirtillo Verde**: Questo frullato è solo tre ingredienti, ma ognuno ha proprietà uniche per combattere l'infiammazione.

I mirtilli contengono il maggior numero di antiossidanti rispetto ad altri tipi di frutta e verdura, e gli spinaci sono ricchi di acido folico!
150 gr di mirtilli, freschi o congelati
60 gr di mele Fuji, sbucciate e tritate
240 gr di foglie di spinaci fresche
350 ml di acqua fredda
qualche cubetto di ghiaccio

**Frullato di Anguria**: Questo frullato è perfetto come delizia estiva. Anche se l'anguria è composta principalmente da acqua, è riempita con un potente antiossidante chiamato licopene. Il licopene agisce per proteggere la pelle e gli organi interni e riduce l'infiammazione del corpo neutralizzando gli ioni dei radicali liberi. Altri nutrienti lavorano per bloccare l'enzima che causa dolore e infiammazione nel corpo. Assicuratevi di raccogliere l'anguria più matura che riuscite a trovare, in modo da ottenere tutte le sostanze nutritive possibili!
450 gr di anguria, pelle e semi rimossi, tagliati a pezzi
7-8 foglie di basilico piccole, fresche (utilizzare meno se di dimensioni maggiori)
Il succo di mezzo lime

## Conclusione

Grazie per aver raggiunto la fine della *dieta per l'artrite!* Ci auguriamo che leggendo questo libro si possa dare risposta ad alcune delle vostre domande sull'artrite e l'infiammazione. Si tratta di afflizioni gravi con cui vivono quotidianamente milioni di persone, soprattutto gli anziani. Adattare la propria vita a questa malattia e il costante gonfiore o dolore che ne consegue può essere devastante. Cercare di mantenere uno stile di vita attivo se ne avevi uno prima può diventare una sfida. Sia che siate semplicemente alla ricerca di maggiori informazioni su queste condizioni, sia che vi stiate interrogando sulle cause di tali condizioni, ci auguriamo che questo libro sia stato informativo nel fornirvi delle risposte. È importante notare che, nonostante molte potenziali cause di artrite come la storia familiare, le scelte di stile di vita e l'obesità, la maggior parte dei ricercatori ritiene che l'artrite è una malattia a cui il corpo umano alla fine soccomberà, non importa quanto si è sani o attivi. Questo è semplicemente il modo in cui è impostato il corpo umano. Nel tempo, la cartilagine e le articolazioni iniziano a rompersi a causa del peso e delle attività del corpo.

Prima di effettuare qualsiasi cambiamento nel suo esercizio fisico o nella sua dieta, dovrebbe parlare con il suo medico curante per quanto riguarda il suo dolore da artrite. Potrebbero avere altri suggerimenti in mente o farvi sapere di eventuali conflitti riguardanti i farmaci che state assumendo. Anche il passaggio a una dieta vegana o vegetariana è un grande cambiamento e bisogna consultare un medico.

Se state cercando di fare scelte più sane nella vostra dieta e nei pasti per alleviare i sintomi dell'artrite e potenziare il vostro sistema immunitario, speriamo di avervi fornito alcuni ottimi consigli per iniziare. Abbiamo fornito un ottimo elenco di cibi che potete incorporare di più nel vostro menu settimanale. Cibi come pesce, fagioli, agrumi e verdure a foglia verde dovrebbero essere mangiati un paio di volte a settimana. Frutta e verdura in particolare sono molto importanti, e se potete comprarle biologiche, è ancora meglio. Le verdure a foglia come spinaci e cavoli contengono una varietà di antiossidanti che sono stati trovati per bloccare le proteine che segnalano l'infiammazione. Anche aggiungere solo un po' di aglio o zenzero tritato ai vostri pasti può essere utile. E non dimenticate l'olio d'oliva! Questo olio è noto per avere proprietà simili a medicinali e dovrebbe essere usato dai pazienti con artrite nella preparazione dei pasti.

Quando si parla di una dieta più sana per l'artrite, è anche necessario tagliare gli snack trasformati, salati o zuccherati. È particolarmente importante se state cercando di perdere peso per alleviare i sintomi dell'artrite. L'eccesso di peso esercita una pressione sulle articolazioni del corpo e questo stress accelera il processo di rottura della cartilagine. I frullati sono un ottimo modo per confezionare molti ingredienti sani in una bevanda, in modo da ottenere il maggior numero di nutrienti possibile nella forma grezza. Con gli ingredienti giusti, possono anche essere molto sazianti e aiutarvi a mantenere un obiettivo di peso se avete difficoltà con i pasti. Abbiamo incluso quasi una dozzina di ricette di frullati in modo che possiate scegliere la delizia perfetta per il vostro profilo di gusto!

Speriamo che questo libro vi abbia dato qualche idea su come mangiare una dieta più sana nella speranza di ridurre il vostro dolore e l'infiammazione!

www.ingramcontent.com/pod-product-compliance
Lightning Source LLC
Chambersburg PA
CBHW070852220526
45466CB00005B/1967